# BEI GRIN MACHT SICH IHR WISSEN BEZAHLT

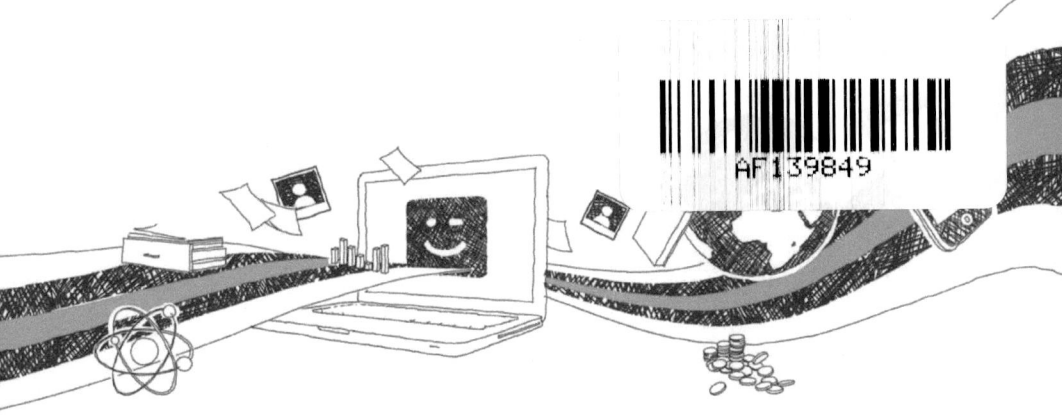

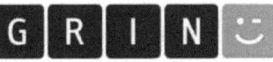

**Bibliografische Information der Deutschen Nationalbibliothek:**

Die Deutsche Bibliothek verzeichnet diese Publikation in der Deutschen National-bibliografie; detaillierte bibliografische Daten sind im Internet über http://dnb.d-nb.de/ abrufbar.

**Impressum:**

Copyright © 2014 GRIN Verlag, Open Publishing GmbH
Druck und Bindung: Books on Demand GmbH, Norderstedt Germany
ISBN: 9783668227828

**Dieses Buch bei GRIN:**

http://www.grin.com/de/e-book/322941/depressionen-formen-ursachen-therapie-ansaetze

Alicia Radermacher

# Depressionen. Formen, Ursachen, Therapieansätze

GRIN Verlag

**GRIN - Your knowledge has value**

Der GRIN Verlag publiziert seit 1998 wissenschaftliche Arbeiten von Studenten, Hochschullehrern und anderen Akademikern als eBook und gedrucktes Buch. Die Verlagswebsite www.grin.com ist die ideale Plattform zur Veröffentlichung von Hausarbeiten, Abschlussarbeiten, wissenschaftlichen Aufsätzen, Dissertationen und Fachbüchern.

**Besuchen Sie uns im Internet:**

http://www.grin.com/

http://www.facebook.com/grincom

http://www.twitter.com/grin_com

**Katholische Hochschule Nordrhein Westfalen**

**- Abteilung Aachen -**

**Fachbereich Sozialwesen**

# Depression

Formen, Ursachen, Therapieansätze

Hausarbeit im Bachelor-Studiengang Soziale Arbeit

vorgelegt von:

**Alicia Radermacher**

Aachen, 28.02.2014

# Inhaltsverzeichnis

# 1. Einleitung

Im Rahmen eines Praxissemesters an der Katholischen Hochschule Aachen, an der ich Soziale Arbeit im Bachelorstudiengang studiere, war ich in der Arbeit mit Menschen mit psychischen Störungen tätig. Ich absolvierte mein Praktikum auf einer allgemeinpsychiatrischen Station im Alexianerkrankenhaus, auf der mehr als die Hälfte der Patienten depressiv waren. Auch statistisch gesehen ist die Depression die häufigste psychische Störung weltweit. So war es mir ein Anliegen, auch in meinem Fachvortrag und dieser dazugehörigen Hausarbeit das psychische Störungsbild der Depression näher zu beschreiben.

Doch was verbirgt sich hinter einer Depression, ab wann wird überhaupt von einer Depression als klinische anerkannte und Behandlungsbedürftige Störung gesprochen und was sind normale Stimmungsvarianten des menschlichen Lebens? Denn Empfindungen wie Schmerz, Hass, Trauer, Verzweiflung oder Ausweglosigkeit hat jeder schon einmal erlebt und sie gehören genauso zum Leben wie Glück oder Freude.

In dieser Arbeit gehe ich zunächst auf Allgemeinheiten über die Störung Depression ein, wie die Herkunft und Bedeutung des Begriffes und gebe einen kurzen Einblick in den geschichtlichen Hintergrund dieser seit langer Zeit bekannten Störung. Daraufhin werden die unterschiedlichen Verlaufsformen erläutert, die eine affektive Störung nehmen kann und zu denen auch die Depression gehört. Anschließend wird erklärt, wie diese Störung durch die zwei bedeutsamsten Klassifikationssysteme diagnostiziert werden kann. Dann wird ein Blick auf die verschiedenen Ursachen für die Entstehung einer Depression geschaut, die vielseitig und individuell sind. So wie die Ursachen, sind auch die Therapien individuell und nicht in jedem Fall ebenso wirkungsvoll. Zum Schluss wird aufgewiesen, worauf man besonders als Sozialarbeiterin in der Arbeit mit depressiven Menschen achten sollte und welche sozialarbeiterischen Hilfen das Sozialgesetzbuch für Menschen mit psychischen Störungen leistet.

# 2. Allgemeines

## 2.1. Definition

„Der Begriff Depression entstammt dem lateinischen Wort depressus und bedeutet niedergedrückt. Er bezeichnet einen schwer beschreibbaren, quälenden Verlust an Lebensfreunde, Leistungsfähigkeit und Wohlbefinden."[1]

Obwohl jeder Mensch schon einmal negative Gefühle hatte, die genauso wie Glück und Freude zum Leben dazugehören, spricht man von einer Depression erst dann, wenn Emotionen wie Trauer, Verzweiflung und Ausweglosigkeit das eigene Leben beherrschen und das Wesen eines Menschen tiefgehend verändern. Die Depression ist zunächst von dem Leitsymptom der depressiven Verstimmung geprägt, die ganz unterschiedlich zum Ausdruck kommen kann. Sie kann sich schleichend anbahnen oder aber ganz plötzlich da sein. Sie kommt entweder durch Verzweiflung, Trauer, Desinteresse, Freudlosigkeit, Antriebslosigkeit und ein Gefühl von Leere zum Ausdruck, oder aber durch Gereiztheit, Missmut, Angst bis hin zur Panik. In extremen Formen der Störung können kaum noch Emotionen empfunden werden. Es entsteht eine völlige Inaktivität auf Reize aus der Umwelt, ein Gefühl der Leere und Ausgebranntheit bleibt zurück. Die Symptomatik kann dabei Einfluss auf die emotionale, kognitive sowie auf die somatische Ebene nehmen. Auch das Verhalten der Erkrankten kann stark voneinander abweichen: Manche ziehen sich völlig in sich zurück und meiden jeglichen Kontakt zu ihrem sozialen Umfeld und dem professionellen Hilfesystem, andere suchen dagegen sehr stark den Kontakt zu anderen Menschen, wollen sich aussprechen und ihr Leid klagen. So hat die Depression viele Facetten und ist nicht immer gleich als solche zu entschlüsseln.[2]

## 2.2. Zahlen und Fakten

Statistisch gesehen gehört die Depression zu den häufigsten psychischen Störungen und ist in der Bevölkerung weit verbreitet. So haben Studien des Robert Koch Institutes, ein Bundesinstitut für Infektionskrankheiten und nicht

---

[1]Payk (2010): Depression, S. 9.
[2]vgl. Goldmann/Roth/Schaub (2006): Kognitiv-psychoedukative Therapie zur Bewältigung von Depressionen, S. 1.

übertragbare Krankheiten in Berlin, ergeben, dass 15 Prozent der Bevölkerung im Laufe des Lebens an einer Depression erkrankt. Daher erklärt es sich, dass Antidepressiva die meistverschrieben Medikamente weltweit sind.

In der Hälfte aller Fälle beginnt die Depression vor dem 32. Lebensjahr und nur bei 10 Prozent tritt sie noch nach dem 56. Lebensjahr auf.[3]

Bei dem Vergleich der Diagnosehäufigkeit zwischen Frauen und Männern, kann man feststellen, dass Frauen fast doppelt so häufig an Depressionen erkranken wie Männer. Es fällt jedoch auf, dass umso schwerer die Depression ist, die Differenz zwischen Männern und Frauen sinkt. Dies lässt sich dadurch erklären, dass Frauen bereits bei leicht ausgeprägten depressiven Episoden den Arzt aufsuchen und eine Diagnose gestellt wird. Es wird vermutet, dass Männer zwar ebenso häufig erkranken, jedoch erst bei stärkerer Ausprägung der Störung professionelle Hilfe annehmen. Eine Besonderheit bei Frauen ist jedoch das Risiko vor der monatlichen Menstruation oder bei anderen hormonellen Umstellungen, wie bei einer Geburt oder der Wechseljahre zu erkranken. Dies liegt vor allem an einer verminderten Produktion der Sexualhormone Östrogen und Progesteron.

Laut offizieller Statistiken nehmen sich in Deutschland jährlich 12.000 Menschen selber das Leben und begehen somit einen Suizid. Das sind mehr Tote als durch Verkehrsunfälle, Drogen, Mord und AIDS zusammen. Die Dunkelzahl der Suizidversuche ist schätzungsweise 15-20mal so hoch.

Etwa 16 Prozent aller Menschen mit Depressionen begehen einen solchen Selbsttötungsversuch an dessen Folgen 6 Prozent sterben.[4]

## 2.3. Geschichte

Gewisse Formen der Depression, die bis ins 18. Jahrhundert als Melancholie bezeichnet wurde, gibt es wahrscheinlich schon seitdem der Mensch existiert. Das hängt sehr wahrscheinlich mit der Fähigkeit des Menschen zusammen, sich selbst zu reflektieren und über sein Leben nachdenken zu können. Neben Menschen zeigen jedoch auch höher entwickelte Tiere, wie beispielsweise Primaten, Emotionen wie Ängstlichkeit, Aggressivität oder Trägheit nach einschneidenden Veränderungen in ihrem gewohnten Lebensumfeld.

---

[3] www.rki.de
[4] www.buendnis-depression.de

Schon lange weiß die Menschheit um die Wirkung bestimmter Pflanzenmittel zur Bekämpfung von Traurigkeit/Gelähmtheit und Melancholie. Bereits in den mesopotamischen und ägyptischen Hochkulturen im 4.-3. Jahrtausend v. Chr. wurde die Wirkung des Schlafmohns, auch Pflanze der Freude genannt, als Beruhigungs-Schlaf-und Schmerzmittel gebraucht und sogar bis in die Neuzeit als Antidepressivum eingesetzt. Auch die Wirkung von Cannabis und Johanniskraut sind bereits seit dieser Zeit bekannt.[5]

Die ersten schriftlichen Hinweise auf die Depression gibt es beispielsweise schon in der Bibel aus der Zeit des 1.Jahrtausends v.Chr. Dort ist die Rede von den 'trübsinnigen Anwandlungen' des ersten israelischen Königs Saul, den sein Schwiegersohn David durch Harfenspiele aufheitern sollte.[6]

Im alten Griechenland um 400 v.Chr. war Hippokrates von Kos, der Vater der Medizin, erstmals der Auffassung, dass Krankheiten rationalen Hypothesen entstammen und nicht religiös verursacht sind. Hippokrates ging zum einen von der These aus, dass das Gehirn der Sitz aller geistiger, sowie seelischer Fähigkeiten ist und zum anderen, dass die Depression durch ein schädliches Übermaß der schwarzen Galle, auch genannt Schwarzgalligkeit, verursacht wird.[7]

Der Grieche Galen von Pergamon, Leibarzt des römischen Kaisers, entwickelte im 2. Jh. n.Ch. die sogenannte Viersäftelehre, die sogar bis ins 18.Jh. Gültigkeit besaß. Sie besagt, dass der Körper aus den vier Körperflüssigkeiten Blut, Schleim, gelber sowie schwarzer Galle besteht. Die Krankheitslehre basiert darauf, dass alle Krankheiten auf ein Ungleichgewicht dieser Säfte zurückzuführen ist.

Geheilt wurde man demnach nur, indem die Säfte des Körpers wieder ins Gleichgewicht gebracht wurden. Diese Säfteregulierung entstand durch den Aderlass, Schröpfen oder Abführmittel. Besonders gebräuchlich war beispielsweise Nieswurzelextrakt als Mittel gegen Melancholie. Es verursacht Erbrechen und Durchfall mit schwarzem oder blutigem Stuhl. Ein Irrglaube war, dass der Körper somit von einem krankmachenden Übermaß an schwarzer Galle gereinigt und somit geheilt wurde.[8]

---

[5] vgl. Payk (2010): Depression, S. 11.
[6] ebd. S. 10.
[7] ebd. S. 12.
[8] ebd. S. 13.

Im Mittelalter wurde Melancholie dagegen als Laster und sogar als eine der sieben Todsünde gesehen, die mit Faulheit, Unlust und der Verneinung zu Gottes Schöpfung einhergeht.

Johann Christian Reil, ein Berliner Medizinprofessor, entwickelte im 18.Jh. die psychische Kur zur Behandlung geistiger sowie seelischer Störungen. Sie ist die erste methodische Umsetzung einer Verhaltenstherapie und beruht auf dem Lohn-Strafe Prinzip. In den damaligen Irrenhäusern wurde nach diesem Prinzip gehandelt. Bei positivem Verhalten wurden die Insassen demnach belohnt durch Wärme, Gymnastik, Mohnsaft, Musizieren, Geistesarbeit und gärtnerische Betätigung. Bei unerwünschtem Verhalten jedoch standen dem gegenüber Isolation, Nahrungsentzug, Schläge sowie Eisbäder.[9]

Ab dem 19.Jh. widmete sich die Forschung erstmalig dem Nervensystem, obwohl wie bereits erwähnt, schon seit der Antike das Gehirn als Sitz der Seele angesehen wurde. So dauerte es mehr als 2000 Jahre bis man gewissen seelischen Funktionen bestimmte Hirnregionen zuschreiben konnte. Die Melancholie oder Depression wurde dabei ebenfalls als eine Erkrankung des Nervensystems betrachtet.

So etablierte sich in dieser Zeit die Lehre der Erkennung und Behandlung psychischer Krankheiten als eigene Wissenschaft.

Kurz darauf, Anfang des 20.Jh.,begann die Ära der synthetisch hergestellten Psychopharmaka. 1956 wurde Imiprmin, das erste neuzeitliche Antidepressivum entwickelt und zwei Jahre später auf den Markt gebracht. Dieses Medikament nahm Einfluss auf das Ungleichgewicht von Botenstoffen im Nervensystem, so wie die modernen Antidepressiva es in abgewandelter Form auch heute noch tun.

Ebenfalls in den Anfängen des 20.Jh wurde die Psychoanalyse durch den Neurologen Sigmund Freud weltbekannt und ein fester Bestandteil der Behandlung von psychischen Störungen.

Bis zum heutigen Tag haben sich die Behandlungsansätze zwar noch weiterentwickelt und verbessert, wurden jedoch nicht mehr grundlegend verändert.[10]

---

[9]ebd. S. 14.
[10]ebd. S. 15.

# 3.Verlaufsformen

Die Depression wird den affektiven Störungen zugeordnet und verläuft meist in Phasen, die über Wochen, Monate bis hin zu Jahren auftreten können.[11]

Beim ersten Auftreten einer Depression ist die Rede von einer depressiven Episode.

Diese geht immer einher mit verminderter Stimmung, Antrieb, Aktivität und einem Verlust an Interesse und Freude. Der Schlaf ist gestört, die Ermüdbarkeit erhöht, der Appetit vermindert und das Selbstwertgefühl gesunken. Sie kann in leichte, mittelgradige oder schwere Episoden unterstuft werden.[12]

Wenn eine solche depressive Episode wiederholt, d.h. zweimal oder öfters auftritt, ist die Rede von einer rezidivierenden depressiven Episode. Zwischen den depressiven Phasen treten jedoch immer normale Phasen von unterschiedlicher Dauer auf. Auch sie kann in leichte, mittelgradige oder schwere Episoden unterstuft werden.

Bei der Dysthymia,. handelt es sich um eine schwächere aber anhaltende affektive Störung, die chronisch und mindestens zwei Jahre andauert. Sie lässt sich nicht in einzelne Episoden festmachen und ist nicht ausreichend schwer genug, um als schwere, mittelgradige oder leichte depressive Episode klassifiziert werden zu können. Perioden von normaler Stimmung dauern nicht länger als eine Woche.[13]Die Betroffenen sind demnach immer gedrückter Stimmung, erleben jedoch keine Stimmungseinbrüche, die an eine leichte depressive Episode herankommen. Trotzdem ist diese Störung mit erheblichem Leiden sowie Einschränkungen in wichtigen Lebensbereichen der Betroffenen verbunden. Je früher der Beginn dieser Störung eintritt, desto schwerer scheint die Form der Störung zu sein.[14]

Bei den bis hierhin beschriebenen Verlaufsformen handelt es sich ausschließlich um unipolare affektive Störungen, die diagnostiziert werden, wenn bisher nur depressive Phasen aufgetreten sind. Von einer bipolaren Störung wird hingegen gesprochen, wenn jeweils eine depressive und eine manische Phase im Krankheitsverlauf aufgetreten sind.

---

[11]vgl. Barocka/ Fehr/ Freitag (2013): Depressive Störungen über die Lebensspanne, S. 17.
[12]vgl. Goldmann/Roth/Schaub (2006): Kognitiv-psychoedukative Therapie zur Bewältigung von Depressionen, S. 1.
[13] vgl. Goldmann/Roth/Schaub (2006): Kognitiv-psychoedukative Therapie zur Bewältigung von Depressionen, S. 9.
[14]vgl. Hammen (1999): Depression, S.18.

Meist wechseln die sich ab, so dass viele Betroffene unmittelbar nach einer depressiven Phase in eine manische hineinrutschen. Die sichere Diagnose von uni- oder bipolarer Störung ist dabei nicht einfach, da beispielsweise eine Person nach mehreren durchlebten depressiven Phasen nie sicher sein kann, ob nicht noch manische Phasen folgen können. Eine Manische Phase ist gekennzeichnet durch eine anormale, also extreme Steigerung der Stimmung, des Selbstwertgefühls sowie des Antriebs. Durch eine erhöhte Unruhe sowie stärkere Ablenkbarkeit sind Betroffene außerdem schneller gereizt. Die Hemmschwelle sinkt und die Gesprächigkeit nimmt zu. In einer solchen Phase wird mehr und unüberlegter Geld ausgegeben als üblich, da durch eine Art Größenwahn schneller Geschäfte getätigt werden, deren Folge hohe Verschuldungen sein können. Auch das Auftreten der Betroffenen verändert sich und äußert sich beispielsweise in einem schrillen Kleidungsstil oder auffälligem Makeup. Eine übermäßige Beschäftigung mit angenehmen Dingen sowie die fanatische Ausübung dieser sind typisch. Andere wichtige Dinge werden dabei völlig vernachlässigt. Im schlimmsten Fall verlieren die Betroffenen komplett die Kontrolle über sich selbst.[15]

Es ist mit anderen Worten das genaue Gegenteil einer depressiven Phase und eher unwahrscheinlich zu übersehen.

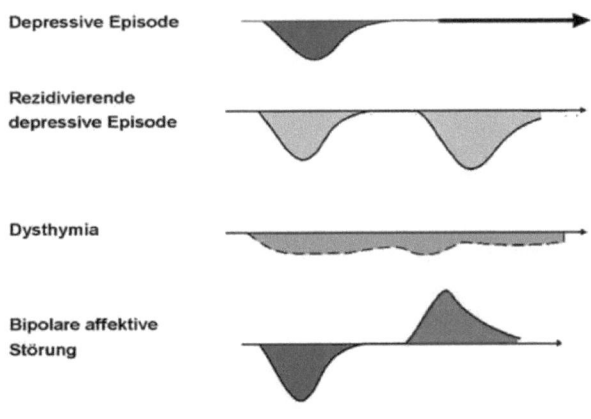

16

---

[15]vgl. Hammen (1999): Depression, S. 14.
[16]http://www.deutsche-depressionshilfe.de/stiftung/depression-erkennen.php

# 4.Diagnostik

Durch die Entwicklung von Klassifikationssystemen, ließen sich klinisch bedeutsame Phänomene und Symptome erstmals zu festgelegten Störungen zuordnen und verbesserten weltweit die Kommunikation. Es wurde eine Grundlage für die Durchführung empirischer Untersuchungen und der Diagnose von spezifischen Störungen geschaffen, da Forschungsergebnisse vergleichbar wurden. Zu den bedeutsamsten Klassifikationssystemen zählt heute das DSM und ICD, die sich sehr ähneln, jedoch in unterschiedlichen Ländern zum Gebrauch kommen. Die verschiedenen Auflagen der Systeme spiegeln die diagnostischen Fortschritte seit ihrer Einführung wieder. So können immer mehr psychische Störungen erfasst werden, gleichzeitig werden auch Krankheiten aus dem Katalog entfernt, die nicht mehr als psychische Störungen gelten oder nie welche waren, wie etwa die Homosexualität.[17]

## 4.1. ICD

### International Classification of Diseases

Deutsch: Internationale statistische Klassifikation der Krankheiten und verwandter Gesundheitsprobleme.

Dieses Klassifikationssystem der Weltgesundheitsorganisation WHO ist das wichtigste international anerkannte Diagnoseklassifikationssystem der Medizin. Momentan befindet sich das ICD in der 10. überarbeiteten Auflage. Die Ärzte in Deutschland sind verpflichtet, ihre Diagnosen nach dem ICD 10 zu verschlüsseln. Das ICD erfasst alle bekannten Krankheiten und wird alphanumerisch kodiert. Psychische Störungen werden unter dem Buchstaben F und mit einer maximal fünfstelligen Ziffernfolge klassifiziert. Die affektiven Störungen, zu denen die Depression gehört, werden unter F3 zusammengefasst.[18]

---

[17]vgl. Hautzinger(2003): Kognitive Verhaltenstherapie bei Depressionen, S. 5.
[18] vgl. Goldmann/Roth/Schaub (2006): Kognitiv-psychoedukative Therapie zur Bewältigung von Depressionen, S. 5ff.

Kriterien für die Diagnose einer depressiven Episode des ICD-10.

Unterteilt in leichter (F32.0), mittelgradiger (F32.1) oder schwerer (F32.2/ F32.3) depressiver Episode:

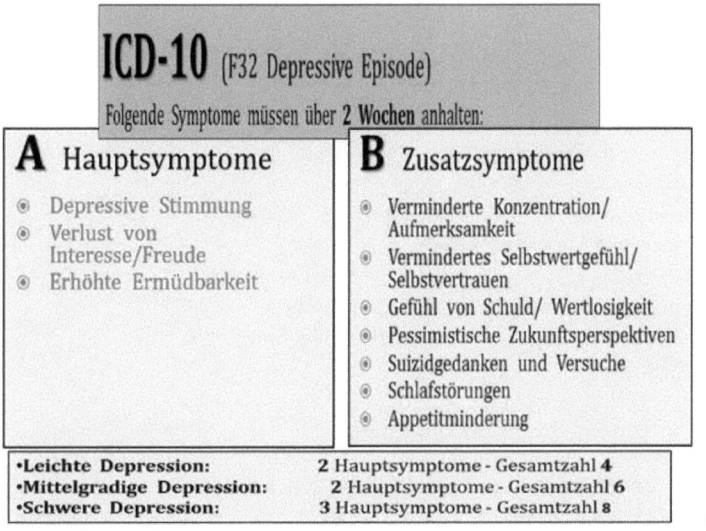

## ICD-10 (F32 Depressive Episode)

Folgende Symptome müssen über 2 Wochen anhalten:

**A** Hauptsymptome

- Depressive Stimmung
- Verlust von Interesse/Freude
- Erhöhte Ermüdbarkeit

**B** Zusatzsymptome

- Verminderte Konzentration/ Aufmerksamkeit
- Vermindertes Selbstwertgefühl/ Selbstvertrauen
- Gefühl von Schuld/ Wertlosigkeit
- Pessimistische Zukunftsperspektiven
- Suizidgedanken und Versuche
- Schlafstörungen
- Appetitminderung

| | |
|---|---|
| •Leichte Depression: | 2 Hauptsymptome - Gesamtzahl **4** |
| •Mittelgradige Depression: | 2 Hauptsymptome - Gesamtzahl **6** |
| •Schwere Depression: | 3 Hauptsymptome - Gesamtzahl **8** |

[19]

Um beispielsweise eine leichte Depression diagnostizieren zu können, müssen insgesamt mindestens 4 der oben aufgelisteten Symptome, während eines Zeitraums von mindestens zwei Wochen, aufgetreten sein. Dabei müssen zwei der Hauptsymptome, d.h. depressive Verstimmung, Interesseverlust oder erhöhte Ermüdbarkeit darunter sein.

## 4.2. DSM

### Diagnostic and Statistical Manual of Mental Disorders

Deutsch: Diagnostisches und statistisches Handbuch psychischer Störungen.

Das Klassifikationssystem DSM ist ein nationales Handbuch, zur einheitlichen Klassifizierung von ausschließlich psychischen Störungen, das von der APA (American Psychiatric Association) herausgegeben wurde und in Amerika Anwendung findet. Es wird numerisch kodiert und ist kompatibel mit der derzeit geltenden Versionen des ICD. So sind die Symptome und Dauer für die

---

[19]vgl. Hautzinger (2003): Kognitive Verhaltenstherapie bei Depressionen, S. 5-8.

Diagnose einer Major Depression im DSM-IV, dieselben wie im ICD- 10 für die depressive Episode. Anders als im ICD-10, gelten im DSM-IV jedoch zusätzliche Kriterien, die für die Diagnose einer Major Depression erfüllt werden müssen:

1. Eine oder mehrere bipolare Episoden müssen ausgeschlossen werden können
2. Die Symptome müssen in klinisch bedeutsamer Weise Leiden oder Beeinträchtigungen in wichtigen Lebensbereichen verursachen
3. Die Symptome sind nicht durch organische Ursachen oder Substanzeinwirkungen erklärbar
4. Die Symptome sind nicht durch einfache Trauer erklärbar, die beispielsweise nach dem Tod eines geliebten Menschen für maximal zwei Monate ähnliche Symptome hervorrufen kann

[20]

Durch die Veröffentlichung des DSM-V im Mai 2013, wurden einige Neuerungen eingeführt. Eine umstrittene Änderung ist die Abschaffung von Trauer als Ausschlusskriterium für eine Major-Depression. Diese vermeintlich kleine Änderung hat jedoch große Wirkung auf die diagnostizierbaren Störungsfälle, denn wer nach dem Tod eines geliebten Menschen keinen Appetit und Antrieb verspürt, schlecht schläft und gedrückter Stimmung ist, dem wird nun bereits nach zwei Wochen eine Depression diagnostiziert.

Normale Trauer wird demnach schon nach kurzer Zeit zu einer Krankheit und Millionen Menschen wurden über Nacht zu Kranken.

So liegt der Vorwurf nahe, dass vor allem die Pharmaindustrie ein besonderes Interesse an diesen neuen DSM-Kriterien habe, da mit den Diagnosen auch der Umsatz an Medikamente in die Höhe steigen wird. Die APA begründet diese Änderung jedoch so, dass Trauer ebenfalls ein entschiedener Risikofaktor für eine Depression sei und grade bei vulnerablen Personen leicht in eine solche münde. Zudem spreche die trauerbedingte Depression ebenso gut auf psychosoziale und medikamentöse Therapien an, wie andere Formen. Ein Ausschluss dieses Kriteriums sei also in jedem Fall gerechtfertigt.[21]

---

[20]vgl. Hautzinger(2003): Kognitive Verhaltenstherapie bei Depressionen, S. 6.
[21]www.aerztezeitung.de

# 5. Entstehung

Früher orientierte sich die Klassifikation an der vermeintlichen Ursache der Depression, die in organischer, endogener und reaktiver Depression unterschieden wurde.[22]Heute orientiert man sich an den Symptomen und der Dauer, sowie Schwere der Störung um eine Klassifikation vorzunehmen.

Es besteht keine einheitliche Theorie darüber, wie oder warum Depressionen schlussendlich entstehen. Monokausale Erklärungsansätze sind jedoch immer mehr als unzureichend anzusehen, wodurch multifaktorielle Störungstheorienzunehmend an Bedeutung gewinnen. Dies bedeutet, dass mehrere Faktoren gleichzeitig zur Auslösung und Aufrechterhaltung der Störung mitwirken. Der Blick für die Entstehung sollte daher bio-psycho-sozial ausgerichtet sein.[23]

## 5.1. Biologische Faktoren

Aufgrund von Zwillings, Familien und Adoptionsstudien konnte eine genetische Disposition für die Entstehung einer Depression nachgewiesen werden. So haben nahe Verwandte von depressiven Menschen ein deutlich höheres Risiko ebenfalls an einer Depression zu leiden. Dennoch kann nicht nachgewiesen werden, wie die genetische Grundlage einer depressiven Störung aussehen könnte oder wie der genaue Übertragungsweg verläuft.[24]

Auch die Aktivität der Botenstoffe im Gehirn kann zur Entstehung einer depressiven Störung beitragen. Durch eine zu geringe Konzentration an Neurotransmittern oder eine Empfindlichkeitsstörung der Rezeptoren, geraten die Botenstoffe Serotonin und Noradrenalin, die für die Regulierung der Stimmung und des Schmerzempfinden zuständig sind, in ein Ungleichgewicht.

Bei vielen Menschen mit depressiven Störungen konnten außerdem hormonelle Veränderungen im Blut und Urin nachgewiesen werden. So scheint Cortisol, das Stresshormon des Körpers, welches in Schreck und Gefahrensituationen ausgeschüttet wird, dauerhaft erhöht zu sein.

Auch bei den weiblichen Sexualhormonen Östrogen und Progesteron kann es besonders nach Schwangerschaften oder bei dem Übergang in die Menopause

---

[22]vgl. Trost/Schwarzer (2009): Psychiatrie, Psychosomatik und Psychotherapie, S.159.
[23]vgl. Hautzinger (2010):Akute Depression, S 23.
[24]ebd. S. 32.

zu Depressionen kommen, da in dieser Zeit besonders wenige Hormone ausgeschüttet werden.

## 5.2. Psychosoziale Faktoren

Auch wenn Erinnerungen an unsere frühen Jahre kaum vorhanden sind, können psychologisch gesehen besonders die frühkindlichen Vernachlässigungen oder Trennungserfahrungen großen Einfluss auf die Entwicklung von Selbst und Persönlichkeit nehmen. Besonders die Mutter-Kind-Bindung ist in diesem Alter von großer Bedeutung und bei Fehlverhalten seitens der Mutter, können unsichere Bindungsstrukturen entstehen. So liegt der Beginn einer depressiven Störung nicht selten schon in der Kindheit und zieht sich durch das gesamte Leben eines Menschen.

Erlebte Traumata in der Kindheit, Jugend oder dem Erwachsenenalter können zu posttraumatischen Belastungsstörungen führen, die oft in Komorbidität zu depressiven Störungen auftreten.

Aus dem sozialen Aspekt sind besonders belastende Lebensereignisse, chronischer Stress, Armut, wenig Licht und Bewegung sowie eine ungesunde Ernährung oder Substanzmissbrauch, Risikofaktoren für eine Depression.

## 5.3. Vulnerabilitäts-Stress Modell

Es lässt sich festhalten, dass all die oben genannten Faktoren in einem komplexen Wechselspiel zueinander stehen und sich gegenseitig beeinflussen.

Ein multimodales Entstehungsmodell, welches in der Lage ist, all diese möglichen Ursachen in den Blick zu fassen, ist das Vulnerabilitäts-Stress Modell.

Dieses Modell wurde ursprünglich 1977 von Zubin/Sringfür die Aufklärung der Entstehung schizophrener Störungen entwickelt, ist jedoch auf viele psychische Störungsbilder anwendbar.[25]

Das Modell geht davon aus, dass jeder Mensch in unterschiedlichem Ausmaß eine Vulnerabilität, also Anfälligkeit für eine Depression durch bio-psycho-soziale Risikofaktoren mitbringt.

---

[25] vgl. Goldmann/Roth/Schaub (2006): Kognitiv-psychoedukative Therapie zur Bewältigung von Depressionen, S. 28.

Zu dieser vorhandenen Vulnerabilität treten im Laufe des Lebens immer wieder unerwartete Stressoren, also Belastungen auf, wie beispielsweise den Verlust eines geliebten Menschen, des Arbeitsplatzes oder das Auftreten einer Krankheit, die diese Vulnerabilität noch zusätzlich erhöhen. Durch dieses Zusammentreffen von Vulnerabilität und den zusätzlichen Stressoren, entsteht jedoch zunächst einmal nur eine höhere Anfälligkeit für eine Depression und nicht automatisch die Depression selber. Diesem Stress können nämlich sogenannte Copingstrategien oder Bewältigungsstrategien, die ebenfalls jeder Mensch in einer gewissen Ausprägung mitbringt, entgegenwirken. Diese Copingstrategien können beispielsweise individuelle Ressourcen, ein stützendes soziales Umfeld oder eine starke Persönlichkeitsstruktur sein, die unsere Vulnerabilität wieder verringern können.

So kann erklärt werden, wie Menschen mit schweren Schicksalen nicht an einer Depression leiden. Menschen mit hoher Vulnerabilität leiden also schon bei geringerem Stress an Depressionen als Menschen, die eine niedrige Vulnerabilität mitbringen.[26]

### Vulnerabilitäts - Stress - Modell:

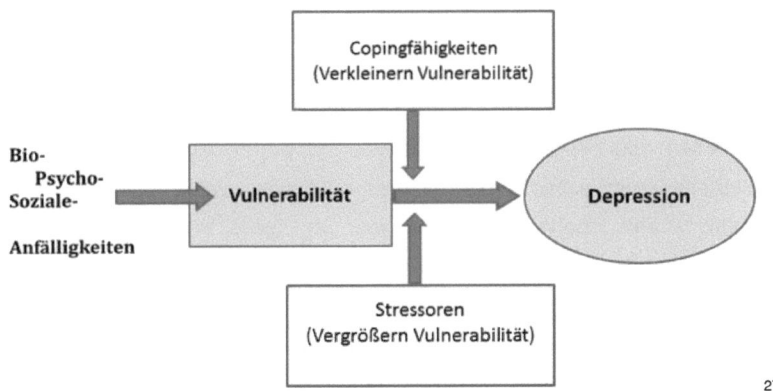

[26]ebd.
[27]ebd. S. 28.

# 6. Therapieansätze

So unterschiedlich und vielseitig wie die Entstehungstheorien der Depression, sind auch ihre Behandlungsansätze. Da die Entstehung multimodal gesehen werden muss, gibt es auch nicht die eine richtige Therapiemethode. Wichtig ist, dass jeder Betroffene für sich einige gute Therapieansätze findet und sie so kombiniert, dass ein erneutes Auftreten einer depressiven Episode vermieden werden kann.

## 6.1. Pharmakotherapie

Die medikamentöse Behandlung von depressiven Störungen erfolgt durch Antidepressiva. Dies ist eine Gruppe Psychopharmaka, die in einen gestörten Neurotransmitterstoffwechsel eingreifen und ihn regulieren können. Man unterscheidet zwischen 3 Hauptgruppen von Antidepressiva:

-Tri-Tetrazyklische Antidepressiva (TZA)
-Selektive Serotonin Rückaufnahme Inhibitoren (SSRI)
-Monoaminoxidase Hemmer (MAO Hemmer)[28]

Alle auf dem Markt erhältlichen Präparate verstärken oder beeinflussen hauptsächlich die Wirkung der Botenstoffe Serotonin und Noradrenalin im Gehirn. Sie unterscheiden sich also kaum in ihrer Wirksamkeit.

In der Arbeit oder Begleitung depressiver Menschen, ist es besonders für SozialarbeiterInnen wichtig zu wissen, dass Antidepressiva nicht bei erstmaliger Einnahme wirken, sondern erst nach vier bis sechs Wochen. Auch nach Abklingen der depressiven Episode, müssen die Antidepressiva in gleicher Dosis weitergenommen und erst unter ärztlicher Anordnung nach und nach abgesetzt werden. Bei plötzlicher Absetzung ist die Gefahr eines rückkehrenden Krankheitsschubs sehr hoch. Ein weiteres Manko sind die teilweise unangenehmen und zahlreichen Nebenwirkungen der Medikamente, die im Gegensatz zur Wirkung schon kurz nach Beginn der Behandlung auftreten können. Dies veranlasst viele Patienten das Medikament abrupt abzusetzen. Die häufigsten und unangenehmsten Nebenwirkungen, die Auftreten können, sind Schlafstörungen, Gewichtszunahme, Impotenz oder Suizidalität.

---

[28]vgl. Althaus/ Hegerl/ Reiners (2006): Das Rätsel Depression, S. 120-123.

Besonders die Suizidalität, die durch Antidepressiva verringert werden soll, kann durch eine antriebssteigernde Wirkung, die im Gegensatz zur stimmungsaufhellenden Wirkung, früher einsetzt, erhöht werden. Trotz vieler Nebenwirkungen, ist die Wirksamkeit einer medikamentösen Therapiedurch Studien eindeutig bestätigt worden. Dies bedeutet jedoch nicht, dass jedes Antidepressivum bei jedem Patienten gleich gut wirkt. Bei 40-70 Prozent der mit Antidepressivum behandelten Patienten, wird die Depression gelindert oder verschwindet. Bei der Behandlung mit Placebo Präparaten, liegt dieser Erfolg jedoch auch bei 30- 50 Prozent.[29]

Da stellt sich die Frage, ob es nicht andere Therapiezweige gegen Depressionen gibt, die weniger Nebenwirkungen, doch die gleichen Erfolgsraten haben.

Sicher ist, dass bei schweren Formen der Depression auf eine medikamentöse Therapie nur schwer verzichtet werden kann. Ebenso wichtig ist es, parallel dazu, eine Begleittherapie bei einem Therapeuten zu beginnen.

## 6.2. Psychotherapie

Kognitive Verhaltenstherapie: Bewältigungsorientierte Therapie

Mit Hilfe dieser Therapieform sollen unangemessenen Wahrnehmungs- Denk- und Verhaltensmuster, die zur Entstehung der Depression beigetragen haben und an ihrer Aufrechterhaltung mitwirken, abgebaut und in eine gezielt positive Sichtweise „umprogrammiert" werden. Sie geht auf depressive Gedanken ein, hinterfragt diese aber nicht direkt, sondern regt die depressive Person an, ihre negativen Gedanken selber auf ihren Realitätsgehalt zu überprüfen.

Dazu wird durch das Erlernen von Selbstkontrolle, sowie den Gebrauch von positiven und negativen Verstärkern an Problemen gearbeitet, die den Patienten aktuell bedrücken. Ebenso wichtig ist der Aufbau positiver Aktivitäten, dem Erlernen von Entspannungsstrategien, sowie die Verbesserung der sozialen Fertigkeiten.[30] Damit ein Gelingen der Therapie möglich ist, wird der Patient aufgefordert sich aktiv zu beteiligen, d.h. er bekommt Hausaufgaben aufgetragen, die vom Therapeuten überwacht werden.

---

[29]ebd. S. 118f.
[30]vgl. Goldmann/Roth/Schaub (2006): Kognitiv-psychoedukative Therapie zur Bewältigung von Depressionen, S. 33.

Diese Aufgaben sind beispielweise das Ausüben von Hobbys, kreative Betätigungen oder sportliche Aktivität.[31]

Tiefenpsychologisch fundierte Psychotherapie: Klärungsorientierte Therapie

Diese Therapieform geht auf die heute veralteten Ursprünge der Psychoanalyse zurück, die Anfang des 20. Jh. von dem Neurologen Sigmund Freud begründet wurde. Bei dieser Therapieform wird davon ausgegangen, dass die depressive Störung auf einen unbewussten inneren Konflikt zurückzuführen ist, der auf einer unangenehmen oder traumatischen Erfahrung auf der individuellen Kindheit oder Biografie basiert. Das therapeutische Vorgehen besteht darin, diese Konflikte aufzudecken, dem Patienten bewusst zu machen und durch das wiederholte Durchleben und Erinnern zu lösen.[32]

Interpersonelle Psychotherapie

Diese Therapieform kann man zwischen der Verhaltenstherapie und der tiefenpsychologischen Psychotherapie einordnen. Im Mittelpunkt steht der Patient in Beziehung zu seinen Mitmenschen. Die interpersonelle Psychotherapie geht davon aus, dass Konflikte, Enttäuschungen und Verluste in zwischenmenschlichen Beziehungen zu einer Depression beitragen können. Durch Rollenspiele und Reflektion der eigenen Gefühle und Gedanken können Trauer, zwischenmenschliche Konflikte, Lebenseinschnitte sowie Kontaktschwierigkeiten besser verarbeitet werden. Dabei handelt es sich um eine zeitlich sehr begrenzte Behandlungsmethode, die meist auf nur 15 Sitzungen begrenzt ist. Sie stellt sich ganz auf die depressive Störung ein und beinhaltet die Klärung von Ausmaß und Folgen der depressiven Störung.[33]

# 6.3. Alternative Therapieformen

Wachtherapie:

Die Wachtherapie findet häufig Gebrauch bei schweren Depressionen, die im stationären Setting behandelt werden. Bei dieser Therapieform bleiben die Patienten entweder die ganze Nacht oder die zweite Nachthälfte ab 2:00 Uhr wach und dürfen erst in der darauffolgenden Nacht wieder schlafen. Nach

---

[31]vgl. Payk (2010): Depression, S.72.
[32]ebd. S.74.
[33] vgl. Payk (2010): Depression, S.75.

diesem Verfahren konnte mehrfach eine stimmungsaufhellende, also antidepressive Wirkung bei den Patienten belegt werden, die jedoch meist nur ein bis zwei Tage anhält.[34]

Lichttherapie:

Die Lichttherapie verspricht vor allem bei sogenannten Winterdepressionen eine positive Behandlung. Sie besteht darin, vormittags etwa 30-40 Minuten mit offenen Augen vor einer Tageslichtlampe mit einer Lichtstärke von 10.000 Lux zu verweilen, da dies dem Lichtpensum eines normalen Sommertages entspricht. Diese Therapie ist sehr beliebt durch ihre gefahrlose Anwendung ohne Nebenwirkungen, sollte jedoch mehrfach wiederholt werden, um eine Wirkung zu erzielen.[35]

Elektrokrampftherapie:

Diese Therapieform kann bei schweren akuten Depressionen zum Einsatz kommen, die auf eine medikamentöse Behandlung nicht ansprechen. Unter einer Kurznarkose löst ein Stromreiz an den Schläfen einen künstlichen herbeigeführten epileptischen Krampfanfall aus. Als Nebenwirkungen können vorübergehende Gedächtnisstörungen auftreten. Nach mehrmaliger Durchführung, kann jedoch eine Besserung bei den eigentlich behandlungsresistenten Depressionen erzielt werden.[36]

---

[34] vgl. Hautzinger (2003): Kognitive Verhaltenstherapie bei Depressionen, S.47.
[35] vgl. Payk (2010): Depression, S.70.
[36] vgl. Hautzinger (2010):Akute Depression, S 48.

# 7. Interventionen der Sozialen Arbeit

Während einer depressiven Phase passiert es nicht selten, dass durch einen Jobverlust, Schulden und finanzielle Not entsteht, Kontakte abgebrochen werden oder die Wohnung im Chaos versinkt und gekündigt wird. Dabei ist es später schwer zu sagen, ob diese Menschen aufgrund ihrer sozialen Situation erst in eine depressive Episode hineingerutscht sind oder aufgrund der Depression ihre sozialen Angelegenheiten und Probleme nicht mehr alleine meistern konnten. Neben den bereits vorgestellten Therapieformen ist es deshalb besonders wichtig, dass diese Menschen in sozialen Angelegenheiten Unterstützung erhalten. Der Sozialdienst in Psychiatrien nimmt aus diesem Grund alle möglichen Probleme, Fragen und Beschwerden der Menschen in den Blick und bereitet im Rahmen der Gesamtbehandlung bereits während des Krankenhausaufenthaltes, mit dem Patienten zusammen, eine Grundlage für die Entlassung vor. Eine weitere Aufgabe der Sozialen Arbeit ist es, durch die Psychoedukation sowohl Prävention, als auch Aufklärung zu leisten, um Betroffenen und deren Angehörigen den Umgang mit der psychischen Störung zu erleichtern. Das kann entweder in stationärem oder in ambulantem Rahmen erfolgen.[37]

Zusammengefasst liegt die Aufgabe der Sozialen Arbeit demnach besonders in der Prävention, der Aufklärung und der Wiedereingliederung der Menschen mit Depressionen in die Gesellschaft. Auch gesetzlich ist eine solche Wiedereingliederung festgehalten. So hält das Sozialgesetzbuch §53 SGB XII fest, dass Personen, deren seelische Gesundheit länger als sechs Monate beeinträchtigt ist, einen Anspruch auf Eingliederungshilfen haben.

Unter dieser Leistung fällt das Betreute Wohnen, das für Klienten in ihren eigenen Wohnungen angeboten wird und dessen Ziele im Rahmen eines konkreten Hilfeplanes festgehalten werden. Eines der Hauptziele ist immer, dass der Betroffene Teil der Gesellschaft bleibt und nicht in Isolation gerät. Dies geschieht beispielsweise durch die Erarbeitung von Wochen- und Tagesplänen, der Förderung und Erhaltung von Kontakten, stützende und entlastende Gespräche oder der Begleitung bei alltäglichen Unternehmungen, Arztbesuchen oder Behördengängen.

---

[37] vgl. Goldmann/Roth/Schaub (2006): Kognitiv-psychoedukative Therapie zur Bewältigung von Depressionen, S. 62ff.

## 8.Schlussbetrachtung

In der praktischen Tätigkeit mit Menschen mit depressiven Störungen, konnte ich viele neue Erfahrungen und Erkenntnisse sammeln, die mir beim Verfassen dieser Hausarbeit eine große Hilfe waren. Gleichzeitig eignete ich mir durch die Fachlektüre theoretisches Wissen an, was mir mehr Verständnis und eine professionelle Haltung im Umgang mit dieser psychischen Störung während des Praktikums gab.

Dabei ist bereits die Definition des Begriffes Depression sehr schwammig, denn jeder hat seine persönliche Vorstellung von dem oft gebrauchten Begriff. So wird umgangssprachlich viel zu oft von depressiver Stimmung gesprochen und scheinbar vergessen, dass Trauer, Schmerz und Niedergeschlagenheit zu den Stimmungsvarianten des menschlichen Lebens gehören und klar von einer klinischen Störung getrennt werden müssen. Fakt ist jedoch, dass die Depression die häufigste psychische Störung weltweit und von vielen als Volkskrankheit angesehen wird.

Auch geschichtlich ist festgehalten, wie lange es die Depression, die bis vor einem Jahrhundert noch als Melancholie bezeichnet wurde, bereits existiert. Erste schriftliche Hinweise, die bis ins 4. Jahrtausend vor Christus zurückreichen, berichten demnach von pflanzlichen Behandlungsmethoden wie Opiate gegen Melancholie, die bis heute als stimmungsaufhellende und angstlösende Drogen bekannt sind.[38]

Durch die Entwicklung diverser Klassifikationssystemen kann die depressive Störung heutzutage weltweit als solche diagnostiziert und weiter erforscht werden. Durch die Schweregradeinteilung wird außerdem die Wahl der richtigen Therapieform vereinfacht. So ist besonders bei schweren depressiven Störungen eine medikamentöse Therapie, trotz vieler unangenehmer Nebenwirkungen, unverzichtbar. Nach einer bereits stattgefundenen Stabilisierung sollte anschließend eine Psychotherapie begonnen werden, sei es um tief liegende Konflikte aufzudecken, ungünstige Verhaltensmuster umzulenken oder zwischenmenschliche Konflikte zu lösen. Denn in jedem Fall ist die Depression nur die Spitze eines Eisbergs, der in dem Menschen verborgen liegt und keinesfalls langfristig nur durch Antidepressiva zu behandeln ist.

---

[38]vgl. Payk (2010): Depression, S. 11.

So legten auch die Fachkräfte in der Psychiatrie, in der ich mein Praktikum absolviert habe, großen Wert auf alternative Therapieformen.

Es gehörten beispielsweise die Licht- oder Aromatherapie genauso zum Behandlungsplan wie eine ausgewogene Ernährung, Sport, geregelte Schlafzeiten und der Musik, Ergo und Physiotherapie.

Ebenso wie die Behandlungsmethoden, sind auch die Entstehungstherorien sehr vielseitig und sollten multimodal gesehen werden. Den einen Auslöser für die Depression gibt es nämlich nicht. So können bio-psycho-sozialen Faktoren eine Rolle spielen und die eigene Vulnerabilität/Verletzlichkeit vergrößern oder verkleinern. Diese Theorie wird im Vulnerabilitäts-Stress-Modell veranschaulicht, da es alle möglichen Entstehungsfaktoren mit in den Blick nimmt.

Abschließend bleibt festzuhalten, dass die Depression angesichts der gesellschaftlichen Entwicklung bedingt, durch die sinkende Lebensqualität, den steigenden Druck im Job und die Vereinsamung, auch in Zukunft einen großen Teil der Weltbevölkerung betreffen wird. Gleichzeitig werden sowohl die Therapieformen als auch die Entstehungstheorien immer weiter erforscht und verbessert werden. Dennoch hat die Soziale Arbeit in der Prävention und Begleitung psychisch gestörter Menschen einen besonders hohen Stellenwert. Kein anderes Metier nimmt den Menschen so in seiner Ganzheitlichkeit mit allen Schwächen und Stärken wahr. Der Sozialarbeiter/ die Sozialarbeiterin sollte sich der als Vermittler, Befähiger und Unterstützer in allen Lebenslagen sehen, was bei Menschen mit psychischen Störungen besonders wichtig ist. Auch wenn durch das Sozialgesetzbuch bereits festgelegte Hilfen für diese Menschen angeboten werden, existieren noch immer zu wenig Stellen und Mittel für SozialarbeiterInnen, um die Prävention und Wiedereingliederungshilfen für Menschen mit Depressionen oder anderen psychischen Störungen weiter ausbauen zu können.

# Literaturverzeichnis

Althaus, D./Hegerl, U./Reiners, H. (2006): Das Rätsel Depression. Eine Krankheit wird entschlüsselt. München.

Barocka / Fehr/ Freitag (2013): Depressive Störungen über die Lebensspanne- Ätiologie, Diagnostik und Therapie. Stuttgart.

Goldmann, U./ Roth, E./ Schaub, A. (2006): Kognitiv- psychoedukative Therapie zur Bewältigung von Depressionen. Göttingen.

Hammen, C. (1999): Depression- Erscheinungsformen und Behandlung. Bern.

Hautzinger, M. (2010): Akute Depression. Göttingen.

Hautzinger, M. (2003): Kognitive Verhaltenstherapie bei Depressionen. Weinheim.

Payk, T. R. (2010): Depression. München.

Trost, A./ Schwarzer, W. (2009): Psychiatrie, Psychosomatik und Psychotherapie. Dortmund.

## Internet

Robert Koch Institut Berlin. Aufgerufen am 28.02.2014:
http://www.rki.de/DE/Content/Gesundheitsmonitoring/Gesundheitsberichterstatt ung/GesundAZ/Content/D/Depression/Depression.html

Deutsches Bündnis gegen Depression e.v. Aufgerufen am 28.02.2014:
http://www.buendnis-depression.de/depression/suizidalitaet.php - Aufgerufen am 20.02.2014

Stiftung Deutsche Depressionshilfe. Aufgerufen am 28.02.2014:
http://www.deutsche-depressionshilfe.de/stiftung/depression-erkennen.php

Ärztezeitung. Aufgerufen am 28.02.2014:
http://www.aerztezeitung.de/medizin/krankheiten/neuro-psychiatrische_krankheiten/article/841448/dsm-5-ueberblick-neue-landkarte-seele.html

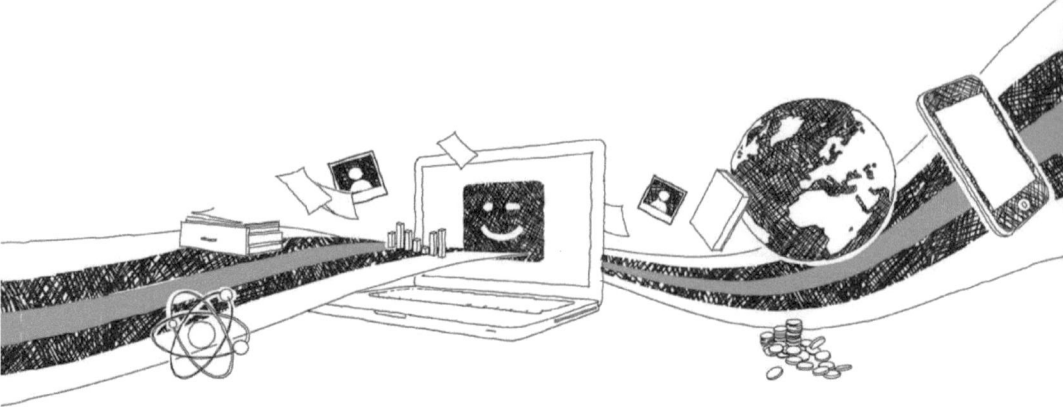
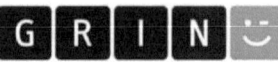